Te $\frac{111}{61}$

TRAITEMENT

DES DÉVIATIONS LATÉRALES

DE LA

COLONNE VERTÉBRALE,

SANS MOYENS MÉCANIQUES,

PAR

Le Docteur DUBREUIL,

Créateur et Directeur de l'Établissement Orthopédique de Marseille,
Membre de plusieurs Sociétés Savantes.

MARSEILLE.

TYP. ET LITH. BARLATIER-FEISSAT ET DEMONCHY,
PLACE ROYALE, 7 A.

1859.

TRAITEMENT

DES DÉVIATIONS LATÉRALES

DE LA

COLONNE VERTÉBRALE,

SANS MOYENS MÉCANIQUES.

———◆———

BUT DE CE MÉMOIRE.

Je me propose, en publiant ce mémoire, de faire connaître une nouvelle méthode de traitement des déviations latérales de la colonne vertébrale, permettant de remplacer tous
les appareils inventés jusqu'à ce jour par de simples con-
tractions musculaires qui s'obtiennent sans causer aucune
douleur ni fatigue aux enfants. Les laissant ensuite dans
les conditions de ceux qui ne suivent aucun traitement,
sans les astreindre, ni le jour ni la nuit, à quoi que ce
soit qui puisse leur être désagréable.

J'ai l'espoir d'établir, par des faits très-nombreux, que
cette méthode peut produire des résultats plus complets,
plus durables, et surtout beaucoup plus rapides que ceux
qu'on obtient par les procédés ordinaires, sans avoir aucun
de leurs inconvénients. Mais avant d'expliquer ma méthode,
et de citer des faits, je crois utile de faire connaître d'une

manière précise les résultats que l'on peut obtenir dans l'état actuel de la science, par les procédés ordinaires. Cela donnera au lecteur la facilité de comparer, et d'apprécier exactement la valeur des moyens que je propose.

Cette précaution, que prennent souvent ceux qui proposent de nouvelles méthodes de traitement, me paraît indispensable, au sujet d'une question d'orthopédie; car cette branche de la médecine, étant toujours pratiquée par des spécialistes, il en est résulté qu'elle est peut-être celle que la plus grande partie des médecins connaissent le moins.

Dans l'exposé de ces résultats je vais faire tous mes efforts pour éviter un écueil assez commun, qui consiste à amoindrir la valeur des procédés ordinaires, afin de faire mieux ressortir les avantages de celui qu'on propose. Pour me donner à moi-même une garantie contre cet écueil, j'ai résolu de puiser mes opinions dans les ouvrages les plus récemment publiés sur cette question, et en particulier dans celui que Monsieur Bouvier a fait paraître l'année dernière (1).

La haute position de cet honorable confrère, et surtout sa probité scientifique si connue, me donnent l'assurance que ses assertions seront considérées par tout le monde comme indiquant le véritable état de la science sur cette question.

---

(1) Leçons cliniques sur les maladies chroniques de l'appareil locomoteur, Paris, chez Baillière et fils.

EXPOSÉ DES RÉSULTATS

QU'ON PEUT OBTENIR DANS LE TRAITEMENT DES DÉVIATIONS LATÉRALES

DE LA COLONNE VERTÉBRALE

Par les moyens usités actuellement dans les Établissements Orthopédiques.

———◆●◆———

Les méthodes de traitement des déviations latérales de la colonne vertébrale, maintenant usitées, peuvent se réduire à trois :

1° L'emploi d'appareils compressifs et extensifs, unis le plus souvent à des exercices gymnastiques.

2° La myotomie rachidienne, préconisée par Monsieur Jules Guérin, afin de détruire l'effet de la résistance musculaire, qu'il considère comme le principal obstacle du redressement. Résultat qui, dans son opinion, doit accroître et améliorer l'effet des appareils employés après l'opération.

3° La méthode de Ling où gymnastique suédoise.

La première méthode est beaucoup plus importante que les deux autres ; c'est celle qui est employée à Paris dans les établissements de Messieurs Bouvier et Duval, et en Europe dans presque tous les établissements orthopédiques. Ce sont donc les résultats de cette méthode qu'il m'importe surtout de faire connaître avec clarté et précision.

M. Bouvier, dans ses leçons cliniques sur les maladies chroniques de l'appareil locomoteur, publiées en 1858, indique ces résultats d'une manière claire et précise ; la réputation si méritée de cet honorable praticien m'a fait penser que je ne pouvais puiser mes renseignements à une meilleure source. Mais afin que les citations que je vais faire, de l'ouvrage de Monsieur Bouvier, soient bien comprises, je crois utile de donner quelques détails sur la division qu'il fait de la scoliose en trois degrés.

Le premier degré comprend les déviations assez peu prononcées, pour qu'on ne puisse les reconnaître qu'avec peine sous les vêtements ; celles où il n'y a pas encore de défformation dans le corps des vertèbres ; mais dont un médecin exercé reconnaîtrait facilement l'existence aux signes suivants. Les épaules proéminant inégalement ; l'une d'elles, ordinairement la droite, semble plus volumineuse, la gauche est au contraire comme affaissée. L'angle inférieur de l'omoplate est particulièrement soulevé d'un côté. La région antérieure de la poitrine commence assez souvent à se déformer, l'un des flancs est légèrement excavé. L'attitude de l'enfant est mauvaise et tend à exagérer tous les traits que je viens d'indiquer. L'épine présente dans certains cas une courbure sigmoïde apparente ; d'autres fois une seule courbure, et dans quelques cas, aucune courbure, quoiqu'il en existe réellement une ; cet effet est dû à la torsion de l'épine qui masque souvent la courbure dans cette période.

Dans le deuxième degré, la courbure de la colonne est plus prononcée ; et en même temps que la courbure se prononce, la gibosité qui ne faisait que poindre dans la première période se dessine peu-à-peu ; mais elle reste toujours arrondie, ce n'est qu'une voussure exagérée des côtes ; tandis que les dépressions correspondantes se creusent en même temps, dans la même proportion. Enfin les déformations antérieures sont plus prononcées que dans la première période. Et les vêtements ne suffisent plus pour dissimuler à eux seuls les déformations ; il faut y ajouter des précautions particulières.

Dans le troisième degré, la difformité change d'aspect, l'inégalité des deux côtés du tronc s'accroît dans la région dorsale, et diminue aux lombes. Toute la région inférieure du tronc obliquement dirigée comme le rachis n'est plus située d'aplomb sur le bassin. Les déformations thoraciques antérieures, prennent un plus grand développement, et on commence à remarquer des dépressions profondes, circonscrites au niveau des cartilages costaux. Il apparaît une gibosité formée au dépend d'une grande partie du thorax, et le sujet qui jusque là avait pu passer pour avoir seulement une épaule un peu forte, ne peut plus échapper à la qualification de bossu.

Les divisions admises par M. Bouvier, pour classer les différents degrés de la scoliose étant bien établies, je vais faire connaître l'opinion de cet auteur sur les résultats que le traitement peut produire.

Voici comment il s'explique, page 549 des leçons cliniques. « il n'arrive que bien rarement que des défor- « mations, même commençantes, s'effacent complète- « ment, et qu'on ne trouve plus de traces de la scoliose. « On peut même se demander s'il y avait réellement dé- « formation lorsque cela a lieu. Dans la généralité des

« cas où le changement de forme des vertébres est démon-
« tré par les saillies latérales alternes de la région dorso-
« lombaire, il reste toujours quelque chose après le trai-
« tement, de cette irrégularité des deux côtés du dos.

« La première période de la courbure de l'épine, celle
« dans laquelle il n'y a point de déviation manifeste des
« apophyses épineuses, résiste donc généralement au
« moins en partie, aux moyens de traitement. Ramener
« la déviation de la troisième période à la deuxième, de
« celle-ci à la première, est chose souvent facile, faire
« disparaître les derniers vestiges de la scoliose est im-
« possible. Nous ne pouvons guère prétendre, dans l'état
« actuel de la science, qu'à réduire la courbure au moindre
« degré possible, et qu'à maintenir ce degré dans un état
« stationnaire le reste de la vie de l'individu.

Ce résumé des résultats que permettent d'obtenir les
moyens mécaniques combinés avec la gymnastique, tels
qu'ils sont pratiqués dans l'établissement de M. Bouvier,
est si clair et si précis, que je n'ai rien à y ajouter. Mais la
connaissance de ces moyens me paraissant utile pour mettre
le lecteur à même d'apprécier ma méthode. Je vais les
indiquer en suivant l'ordre établi dans les leçons cliniques
(page 463).

1° *Les moyens dynamiques*, comprenant les différents
agents médicinaux destinés à relever les forces du sujet,
et la gymnastique pratiquée dans une mesure convenable
pour agir comme fortifiant et non comme débilitant ;

2° *La position*, qui était considérée au commencement
de ce siècle comme le premier de tous les remèdes.

3° *Les exercices, avec suspension,* par les parties supé-
rieures.

4° *Les exercices, avec suspension*, par les parties inférieures.

5° *Les exercices dans la position horizontale*, pour lesquels un très-grand nombre d'appareils, la plupart très-compliqués ont été imaginés.

6° *Les extensions et contre-extensions* obtenues au moyen de lits mécaniques dont on a beaucoup varié le mécanisme ; mais qui ont toujours pour but de retenir la tête au moyen d'un collier ou bourrelet bouclé sous le menton ; tandis qu'une ceinture fixée au-dessus du bassin sert à adapter des liens, au moyen desquels on peut exercer de fortes tractions destinées à allonger la colonne vertébrale. Ces appareils, pour produire quelques avantages, doivent être appliqués la nuit et une bonne partie du jour ; et ils exigent de grandes précautions pour pouvoir y habituer les malades, et surtout pour prévenir un excès de pression du collier, ce qui pourrait déterminer une congestion vers la tête. Voir les détails, page 494 et suivantes des leçons cliniques.

7° *Les pressions dans la position horizontale*, qui sont destinées à venir en aide aux extensions et contre-extensions, obtenues au moyen de lits mécaniques. On a beaucoup varié les moyens de les obtenir ; mais elles ont toujours pour but de refouler les parties saillantes, ce qui contribue à rendre la position de l'enfant beaucoup plus incommode en ne lui permettant aucun mouvement.

8° *Les fauteuils orthorachidiques* destinés à produire des pressions et des extensions comme les lits. Ces appareils condamnent aussi à l'immobitité. Selon M. Bouvier, ils ne produisent quelques avantages que quand ils sont munis de béquilles qui supportent le tronc sous les aisselles.

9° *Les corsets orthopédiques*, proprement dits, qui sont considérés par M. Bouvier, plutôt comme un moyen prophylactique, que comme un moyen de redressement. Voici ce qu'il en dit, page 507 des leçons cliniques : « Les corsets, « proprement dits, utiles comme moyen prophylactique ; « sont un moyen de redressement peu efficace. C'est à « peine s'ils s'opposent aux progrès de la déviation. Le « tronc glisse, s'affaisse, se deverse sous leur enveloppe « trop souple pour résister aux inclinaisons des vertèbres. »

Je désirais, pour compléter ces renseignements, trouver dans l'ouvrage de M. Bouvier, l'indication exacte de la durée des traitements dans les différents degrés de la scoliose. N'y trouvant rien de précis à ce sujet, j'ai examiné plusieurs observations qui y sont citées, et, tenant compte d'un autre côté de plusieurs faits qui me sont connus, je ne crois rien exagérer en affirmant que la durée des traitements varie entre un et quatre ans.

Je n'entends parler ici que du traitement principal qui dans bien des cas doit être suivi d'un traitement prophylactique beaucoup plus long, afin d'éviter les récidives (1).

La deuxième méthode de traitement que j'ai indiquée au commencement de cet article, est la myotomie rachidienne dont M. Jules Guerin s'assura la propriété par un paquet cacheté, déposé à l'Académie des Sciences, le 6 mai 1838, et qu'il enseigna pendant plusieurs années à l'hôpital des enfants.

(1) Le traitement prophylactique qui consiste ordinairement dans l'usage d'un corset orthopédique, dure quelquefois jusqu'à la fin de la croissance et même au-delà.

On divisait dans cette opération le sacro-lombaire, en totalité ou en partie : d'un côté ou des deux, tantôt plus haut, tantôt plus bas ; on coupait aussi des fibres du trapèze, du grand dorsal, du rhomboïde et quelquefois le long dorsal et les transversaires épineux.

L'état bien connu des muscles dans la scoliose qui n'est presque jamais la cause qui s'oppose au redressement, si ce n'est dans quelques cas très-rares d'une courbure, dépendant d'une véritable rétraction musculaire, sans aucune déformation du rachis, condamne cette opération dans la plupart des cas où on l'a pratiquée. Cependant, comme on a cité des faits et invoqué des preuves cliniques, il est bon de rechercher la cause qui a pu induire en erreur ceux qui les ont rapportés. Je vais sur ce point laisser la parole à M. Bouvier, dont l'opinion aura beaucoup plus de poid que la mienne.

« En lisant attentivement ces observations de myotomie
« rachidienne, on voit que les choses se sont passées exac-
« tement comme si l'opération n'avait pas eu lieu. Les
« moyens mécaniques employés concurremment avec la
« ténotomie ont agi comme ils l'auraient fait sans elle ; à
« eux revient tout l'honneur de la guérison, lorsqu'on l'a
« obtenue. On rapporte bien qu'une diminution immédiate
« des courbures a suivi de près les sections musculaires ;
« mais on ne dit pas quelle diminution les courbures pou-
« vaient éprouver instantanément avant l'opération, et mes
« auditeurs ont été témoins plus d'une fois de la prompti-
« tude de ces modifications immédiates dans la direction
« du rachis, par le seul effet d'un changement d'attitude
« du tronc aidé au besoin de légers efforts manuels. (Leçons
« cliniques, page 515). »

Il est inutile d'insister sur une méthode à peu près ou-
bliée aujourd'hui., et que la réputation de son auteur a pu
seule faire accepter aux familles qui manifestent toujours
un extrême éloignement pour les opérations, dans les cas
surtout où il est possible de les éviter, à l'aide d'autres
moyens. Les personnes qui désireraient avoir de plus am-
ples renseignements, peuvent avoir recours au tome 10 du
bulletin de l'Académie de Médecine, qui contient un mémoire de M. Malgaigne (1) sur ce sujet, un rapport de M. Vel-
peau sur ce mémoire, et la discussion qui a suivi ce rapport.

La troisième méthode est la gymnastique suédoise, ou de
Ling, appliquée au traitement des déviations de la colonne
vertébrale. J'ai cru devoir en parler plutôt à cause de la vogue
temporaire que lui attira la réputation de son auteur, qu'à
cause de son utilité réelle. Je laisse, encore sur ce point,
la parole à M. Bouvier.

« Les partisans de la gymnastique suédoise ont une
« théorie assez étrange : c'est la contre-partie de l'hypo-
« thèse de la rétraction. Cette théorie place la cause de la
« courbure latérale de l'épine, dans la débilitation, ou la re-
« laxation de certains muscles; vous comprenez que ce fait
« de la relaxation primitive n'est pas moins imaginaire que
« celui de la rétraction. Il manque aux inventeurs de cette
« doctrine, ce qui, suivant la remarque de Morgagni, man-
« quait à Hippocrate et à Gallien, des dissections de su-

(1) M. Malgaigne nia les succès annoncés par M. Guérin et soutint
que la myotomie rachidienne, ne peut pas guérir les déviations
latérales de l'épine. Une vive discussion eut lieu à ce sujet à
l'Académie.

« jets scoliotiques. Est-ce que la déviation latérale du ra-
« chis telle que vous la connaissez, et si peu avancée qu'on
« la suppose, ne se retrouve pas sur le cadavre ? Où serait
« donc alors cette prétendue inégalité de contraction dans
« des muscles , qui ne se contractent plus ? Faute de con-
« naître des faits que vous avez touchés du doigt, tels que
« la liaison nécessaire de la voussure postero-latérale de la
« torsion du rachis et de sa déformation, même au début
« de la difformité. On appelle musculaires toutes les dé-
« viations encore peu prononcées ; on croit la déformation
« osseuse très-tardive. Cette méprise rejaillit inévitable-
« ment sur la thérapeutique. (Leçons cliniques, p. 475.)»

Je n'ai rien à ajouter à ce que vient de dire M. Bouvier,
sur la gymnastique suédoise; son opinion basée sur les faits
anatomiques et sur l'observation pratique me paraît inatta-
quable. Si je ne craignais pas de m'étendre trop longuement
sur ce sujet, je pourrais citer une foule de faits résultant de
mes observations particulières, qui démontreraient d'une
manière irrécusable que la gymnastique suédoise ainsi que
tous les autres exercices employés jusqu'ici, ne peuvent
avoir aucune valeur dans le traitement de la scoliose , si ce
n'est comme moyen prophylactique, ou comme auxiliaires
des autres agents. Je reviendrai sur ce sujet en décrivant
ma méthode.

D'après ce court et sincère exposé des moyens actuellement employés dans le traitement de la scoliose , et des résultats qu'ils peuvent produire ; je crois pouvoir établir d'une
manière certaine, en me basant principalement sur les dé-
clarations si claires et si loyales de M. Bouvier , que , dans
l'état actuel de la science, il est indispensable de soumettre

les enfants à un traitement très-long, très-compliqué, et surtout très-pénible ; non-seulement pour eux-mêmes, mais encore pour leurs parents, qui ne consentent qu'avec une extrême répugnance à les soumettre aux différents appareils compressifs et extensifs. Tandis que d'un autre côté les résultats laissent beaucoup à désirer, puisque dans les cas les plus légers on ne doit jamais espérer un redressement complet, et dans ceux qui présentent une certaine gravité, une simple amérioration, qui le plus souvent a besoin, pour être maintenue, d'un traitement secondaire, d'une durée indéterminée, et qui ne laisse pas de présenter des inconvénients assez sérieux. Ces différents faits, que j'ai cru nécessaire d'exposer avant la description de ma mathode, étant bien établis je vais la faire connaître et indiquer les résultats qu'elle permet d'obtenir.

NOUVELLE MÉTHODE

DE TRAITEMENT DES DÉVIATIONS LATÉRALES

DE LA COLONNE VERTÉBRALE.

Quand je commençai à m'occuper d'orthopédie, il y a dix ans environ, les faibles résultats qu'on obtient ordinairement dans le traitement de la scoliose, me frappèrent vivement, ainsi que la complication des moyens employés, et les dangers qu'ils peuvent faire courir aux enfants quand ils sont dirigés par des mains inhabiles. Cette dernière assertion n'a rien je crois d'exagéré, car j'ai vu plusieurs médecins, et je connais beaucoup de familles qui attribuent la perte d'enfants arrivée à la suite de traitements orthopédiques, à la mauvaise direction de ces traitements.

Je dirigeai donc alors tous mes efforts vers la recherche d'une nouvelle méthode capable de produire de meilleurs résultats, sans avoir les inconvénients des procédés ordinaires.

Après de sérieuses méditations sur les moyens mécaniques, je demeurai convaincu que les appareils portatifs, *dits corsets orthopédiques*, ne permettraient jamais d'atteindre le but, par l'impossibilité absolue de trouver sur le tronc des points d'appui sur lesquels on puisse, sans inconvénient, exercer des contre-pressions assez énergiques pour faire équilibre à celles qu'il est indispensable de produire sur les parties saillantes; et aussi par la nature des épaules qui malgré un soulèvement considérable obtenu par les supports ou tuteurs de ces appareils, ne peuvent jamais agir assez fortement sur la colonne vertébrale, pour amener un redressement suffisant. Le rôle de ces appareils me parut devoir rester toujours celui que lui assigne Monsieur Bouvier, qui les considère comme des moyens préservatifs, utiles seulement avant le développement de la maladie, ou après un traitement régulier, pour maintenir le résultat obtenu.

Quant aux appareils fixes ou de nuit, destinés à produire des extensions, des contre-extensions et des pressions dans la position horizontale, je pensai que leurs inconvénients qui dépendent de leur nature même, ne pourraient jamais être détruits par quelques perfectionnements apportés dans leur construction.

Convaincu que la mécanique orthopédique ne pouvait rien produire de satisfaisant, je m'adressai à la gymnastique. La méthode de Ling me séduisit d'abord, je consacrai un temps considérable à chercher la solution du problème, en développant des forces dans les muscles antagonistes, de ceux qui paraissaient entretenir la déviation par un excès de développement. J'obtins quelques résultats, assez satisfaisants pour encourager mes recherches, mais insuffisants pour constituer à eux seuls une méthode régulière de traitement. Cependant un examen plus attentif, et de nouvelles réflexions me firent reconnaître que les résultats que j'attribuais à un développement de force musculaire, étaient dus plutôt à un mouvement de torsion de la colonne vertébrale, inverse de celui qui était anormal, et que j'avais produit sans le chercher. Cette découverte m'indiqua aussitôt le point sur lequel je devais concentrer toutes mes recherches, il était évident qu'il fallait trouver une combinaison de mouvement susceptible de produire des torsions dans toutes l'étendue de la colonne vertébrale, et dans un sens contraire à celui qui est vicieux. Mais comment arriver à ce résultat? Quel muscle, quel ensemble de muscles pouvaient le produire? Là se présentait une difficulté considérable, car rien de ce qui est connu sur l'action spéciale de chaque muscle ne pouvait me fournir les moyens de résoudre le problème. Cependant je ne désespérai pas de réussir, guidé par la théorie et aussi, je dois le dire, un peu par le hasard, je parvins après de très-nombreuses recherches, à trouver des mouvements qui produisaient sur la colonne vertébrale les effets que je désirais si vivement.

Des faits pratiques vinrent aussitôt confirmer toutes

mes espérances. Je pus alors avec facilité, sans employer aucun appareil, obtenir des guérisons plus rapides, plus complètes, et surtout beaucoup plus solides que toutes celles qu'on obtient par la méthode ordinaire.

La description de ces mouvements et l'importance qu'ils peuvent avoir, ne pouvant être bien comprises qu'à laide de notions exactes sur les différentes évolutions de la colonne vertébrale dans les déviations ; et surtout sur le mouvement de torsion qui les accompagne toujours ; je vais donner sur ce mouvement quelques explications qui sont utiles au lecteur, pour le mettre à même d'apprécier le rôle important qu'il remplit dans ma méthode de traitement.

Toutes les déviations latérales de la colonne vertébrale, joserais dire sans exception, sont accompagnées d'un mouvement de torsion de l'épine sur elle-même. Cette torsion s'accomplit absolument comme celle que l'on peut produire artificiellement sur une lame mince de baleine, ou de bois vert très-flexible, courbée en forme de S. — Si dans cet état on cherche à tordre l'un des bouts, l'autre se tort aussitôt en sens inverse. C'est là précisément ce qui arrive dans la colonne vertébrale, la torsion du bas a toujours lieu en sens inverse de celui du haut, et s'il était possible de détordre l'un des bouts, l'autre bout se détordrait dans la même proportion, absolument comme dans la petite lame de baleine ou de bois.

Dans le cas où l'épine, au lieu de deux courbures, en présente un plus grand nombre, il y a toujours autant de torsions en sens inverse que de courbures. D'un autre côté on peut considérer comme une règle constante, que l'intensité des torsions est proportionnelle à celle des courbures.

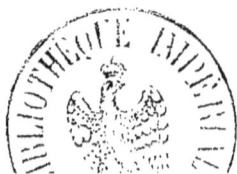

2

Je ne chercherai pas ici à établir, si cette torsion est causée par l'inégalité de pression, supportée par les deux côtés du rachis, quand la déviation est commencée, ou si elle précède la déviation, et en est la cause déterminante ; cela n'a aucune importance pour le but que je me propose ici, qui est seulement de faire connaître le mode d'action de ma méthode.

Je ne chercherai pas non plus à expliquer le mécanisme à l'aide duquel s'accomplit cette torsion. *Pravaz* et *Delpech* l'ont tenté, et y ont échoué : le premier en invoquant l'action des fléchisseurs latéraux ; le second, en admettant des efforts *musculaires instinctifs* de nature à tordre le tronc. L'opinion de *Suvagerman*, médecin hollandais, qui en 1767 disait que la cause de la torsion de l'épine provient de ce que les apophyses articulaires ne permettant pas aux corps vertébraux de s'incliner les uns vers les autres dans les courbures obligent les vertèbres à tourner les unes sur les autres, me paraît plus rationnelle.

Ce qu'il m'importe surtout de constater relativement à la torsion, et qui me paraît hors de doute, non-seulement par mes observations personnelles, mais encore par le témoignage unanime de tous les auteurs qui se sont occupés de cette question, c'est la constance de la torsion dans la scoliose. Et surtout le mécanisme particulier qui fait, qu'une torsion ne peut jamais avoir lieu, dans l'une des courbures, sans en produire d'autres en sens inverse dans les autres. De même qu'une torsion soumise à l'action d'un moyen particulier, qui agit en sens inverse, ne peut pas se détordre sans que le même effet se produise dans les autres. Ainsi d'après ce que j'ai avancé plus haut, que les courbures latérales de l'épine ne peuvent jamais avoir lieu sans torsion ; il est évident que si l'on peut détruire cette torsion le redressement en est la conséquence naturelle.

J'arrive maintenant à la description des moyens que j'emploie pour obtenir la torsion de l'épine, je suppose la scoliose normale, c'est-à-dire, celle où les courbures existent à droite en haut , et à gauche en bas. Etant assis sur une chaise , et l'enfant debout devant moi , le dos tourné de mon côté, je fais raidir le cou et l'épaule droite , et tenant d'une main le bras droit, tandis que l'autre est placé sur la hanche gauche , je lui fais exécuter un mouvement du haut du tronc, ayant pour but de le porter à droite et légèrement en arrière , sans que pour atteindre ce but il lui soit permis de fléchir le tronc sur la hanche droite , ni de baisser l'épaule. Ce mouvement, quand il est exécuté convenablement , ne peut avoir lieu sans produire sur les vertèbres dorsales une torsion considérable de droite à gauche , qui par contre-coup en produit une autre de même force de gauche à droite sur les vertèbres lombaires. Pendant l'exécution de ce mouvement, le pouce de ma main gauche, placé sur les premières vertèbres lombaires, m'indique le degré de torsion éprouvé par l'épine , et me sert par conséquent de régulateur pour apprécier si le mouvement a été exécuté d'une manière convenable.

Je n'entreprendrai pas la description anatomique et physiologique de ce mouvement qui met en jeu presque tous les muscles du tronc : les uns, contractés pour maintenir fixes les parties qui doivent rester immobiles ; les autres se contractant pour faire exécuter au tronc et à l'épine , les évolutions désirées. Les explications que je pourrais donner n'aboutiraient qu'à fatiguer le lecteur par de fastidieux détails anatomiques, sans beaucoup l'éclairer sur la manière dont les différents muscles sont mis en jeu dans ce mouvement, et sur la part que chacun y prend.

De nombreuses planches sont indispensables pour donner un peu de clarté à cette description, que je réserve pour un travail plus étendu, que je me propose de publier plus tard sur des difformités du rachis.

Malgré sa simplicité apparente, ce mouvement est cependant dans la pratique très-difficile à faire exécuter ; il me faut quelquefois plusieurs semaines pour le faire comprendre aux enfants, et quand ils sont arrivés à l'exécuter convenablement, il arrive, à chaque instant, qu'ils le perdent et me mettent dans le cas de les avertir qu'ils l'exécutent mal : cela arrive quelquefois pendant tout le temps du traitement. Mon pouce, comme je l'ai déjà dit, placé sur les premières vertèbres lombaires, m'avertit de ce qui se passe ; si le mouvement est bien exécuté, je sens une torsion très-prononcée dans les vertèbres lombaires, en même temps que la courbure diminue considérablement ou se prononce même dans le sens inverse si le traitement est un peu avancé, et si le cas n'est pas très-grave. Quand, au contraire, l'enfant exécute mal le mouvement, il ne se produit rien de sensible sur les vertèbres lombaires qui restent dans leur état naturel ; averti aussitôt de ce qui se passe, je le fais rentrer dans la bonne voie.

Tous les cas de scoliose sont loin d'être identiques, non-seulement sous le rapport de la gravité, mais aussi sous celui des courbures. Il était donc indispensable de pouvoir

modifier le mouvement suivant les cas. Il existe plusieurs
moyens pour cela. Le bras de l'enfant, abaissé ou soulevé
par la main qui le tient, peut faire porter l'action sur
les premières vertèbres dorsales ou sur les dernières, suivant la nature du cas. D'autres légères modifications dans
l'exécution permettent de remplir toutes les indications qui
se présentent ; mais la description de toutes ces nuances
surchargerait vainement ce travail de détails fastidieux,
sans pouvoir faire comprendre au lecteur ce qui ne peut
être appris qu'en pratiquant, sous la direction d'un maître
expérimenté, ou isolément, en y consacrant, comme je l'ai
fait, plusieurs années.

Dans beaucoup de cas, le mouvement dont je viens de
donner la description constitue à lui seul tout le traitement
orthopédique, mais il en est où il est nécessaire d'y ajouter
quelques autres exercices.

Une action spéciale des fibres inférieurs du grand dorsal
est quelquefois très-utile pour venir en aide au mouvement
principal. On obtient cette action en faisant agir l'enfant
comme s'il voulait porter le bras en bas pour atteindre
quelque chose, en le dirigeant assez fortement en dedans
et en évitant d'incliner l'épaule droite sur la hanche ; le
bras plus ou moins dirigé en dedans, fait porter l'action
plus haut ou plus bas sur les fibres inférieurs du grand
dorsal. Dans certains cas où les premiers vertèbres lombaires sont le siége d'une forte courbure, on retire un
grand avantage d'une action qui s'obtient de la manière
suivante. L'enfant ayant fléchi l'avant-bras sur le bras du
côté convexe de la courbure, baisse ensuite le coude en le
portant un peu en dedans, sans fléchir le tronc sur la

hanche et sans trop abaisser l'épaule. Toutes ces descriptions dans les limites où je puis les donner ici, ne peuvent qu'indiquer la nature des moyens employés, car il faudrait un long travail pour pouvoir décrire toutes les nuances qu'ils exigent, les cas où tel mouvement est nécessaire, les rapports des différents mouvements entr'eux, leur degré d'intensité dans chaque cas, au commencement du traitement, au milieu et à la fin.

Pour l'exécution, l'enfant, comme je l'ai déjà dit, est placé debout devant moi, ayant le dos tourné de mon côté. Je lui fais faire les exercices pendant vingt ou vingt-cinq minutes ; mais, au milieu de la séance, je lui donne cinq à six minutes de repos. Cinq séances par semaine suffisent ordinairement. Il est inutile de faire plus d'une séance par jour ; un plus grand nombre présenterait même des inconvénients ; car, j'ai remarqué que les progrès vont moins vite quand l'enfant est fatigué ; il se produit alors un affaissement dans les différentes parties du tronc qui ralentit la guérison. Quand les mouvements sont exécutés dans une mesure convenable, ils ne produisent aucune douleur, ni aucune fatigue ; et, loin de nuire à la santé, ils contribuent puissamment à l'améliorer. En dehors des exercices, les enfants ne sont soumis, pendant le jour, à aucune contrainte ; et la nuit, on les fait coucher dans de bons lits où ils sont en pleine liberté.

J'ai l'espoir que ces circonstances heureuses, si différentes de celles qui existent dans les autres établissements, seront appréciées par les médecins, et bien plus encore par les mères qui, n'auront plus la douleur de voir leurs pauvres enfants attachés, tirés, comprimés sur des lits orthopédiques. Quelle peine pour les familles quand il faut soumettre à tous ces moyens, une jeune fille, délicate et maladive; combien reculent devant cette nécessité, et préfèrent laisser agir la nature!

Dans le cas même où les résultats que je puis obtenir par ma méthode égaleraient à peine ceux qu'on obtient ordinairement; je suis convaincu que son extrême simplicité devrait lui attirer toutes les préférences ; mais si je parviens à établir, par les faits que je vais citer, qu'elle permet d'obtenir des résultats bien supérieurs, j'aurai, je crois, des droits sérieux à la reconnaissance des enfants et de leurs parents.

FAITS PRATIQUES.

J'aurais désiré, pour donner plus de valeur aux différentes observations que je vais rapporter, pouvoir indiquer le nom et l'adresse des enfants qui en sont l'objet. Mais la plus grande discrétion doit être observée pour des traitements de ce genre, que la plupart des familles cherchent à dissimuler. Je suis donc forcé de n'indiquer les noms des enfants que par de simples initiales, à l'exception seulement de quelques cas, où je pourrai donner des renseignements plus étendus, sans m'exposer à blesser aucune susceptibilité. Du reste, je me ferai toujours un véritable plaisir de faciliter à tous les médecins, que cela pourrait intéresser, les moyens 'de vérifier les faits que j'avance, et je le pourrai facilement, car plusieurs familles, par reconnaissance, m'ont souvent manifesté le désir de faire tout ce qui dépendrait d'elles , pour m'aider à faire connaître les heureux résultats que j'ai obtenus.

Afin d'établir de l'ordre, dans l'exposition des faits qui vont suivre, j'ai cru devoir les classer d'après la division qu'établit M. Bouvier de la scoliose en trois degrés. L'analyse de cette division se trouve à la page 6.

Scolioses du premier degré.

Si je tenais rigoureusement compte de la définition que donne M. Bouvier de la scoliose du premier degré, beaucoup des observations qui vont suivre devraient être attribuées au second. Je me suis déterminé à les placer parmi celles du premier pour ne pas être soupçonné d'invoquer des faits sans importance permettant de trop faciles succès.

« Cette période, *dit M. Bouvier*, se confond par des « nuances insensibles avec la courbure latérale normale ; « les apophyses épineuses sont sur une ligne droite, ou bien « leur déviation est si peu sensible qu'on resterait dans le « doute sur l'existence de la courbure, si elle n'avait pas « d'autres signes. » (Leçons cliniques, page 433). On pourra facilement reconnaître, en lisant la description de plusieurs cas, qu'il existe au contraire des courbures très-prononcées, et quelquefois même des déformations que les vêtements ne peuvent dissimuler.

Il n'arrive du reste que bien rarement qu'on nous confie des enfants avant que les signes de la maladie ne soient évidents pour tout le monde, et que la famille n'en ait été très-sérieusement alarmée.

Première observation. — Mademoiselle T. C. , de Marseille, âgée de 13 ans, d'un tempérament lymphatique, sujette à de fortes palpitations dans la région du cœur, me fut présentée au mois de février 1855 , pour une déviation qui commençait à alarmer sa famille. En l'examinant , je reconnus une assez forte courbure de l'épine , à droite , en haut et à gauche en bas, c'est là la scoliose normale des auteurs ; quand je la rencontrerai dans les observations qui vont suivre, je la désignerai maintenant sous ce nom. L'épaule droite assez fortement proéminente par la saillie de l'omoplate soulevée par les côtes , le flanc droit excavé et le gauche beaucoup plus plain, donnaient à cette jeune fille un aspect disgracieux. La saillie de l'épaule droite était telle, qu'on pouvait la remarquer malgré les vêtements.

Quatre mois de traitement ont suffi pour obtenir un résultat aussi complet qu'on pouvait le souhaiter , et qui s'est parfaitement maintenu. Chaque fois que j'ai rencontré le père de cette jeune fille, il m'a toujours assuré que sa taille ét sa santé, ne laissaient rien à désirer.

Ce cas m'avait été adressé, par mon honorable confrère et ami, le docteur Richaud, qui m'a plusieurs fois manifesté la satisfaction que cet heureux résultat lui avait fait éprouver.

2ᵉ Mademoiselle M. C., âgée de onze ans , présentait,

quand je l'examinai, au mois de septembre 1856, une triple courbure de l'épine, à gauche en bas, à droite, dans la région des premières vertèbres dorsales, et à gauche dans les dernières dorsales et les premières cervicales ; les courbures étaient très-apparentes, et l'épaule gauche offrait à sa partie supérieure une saillie très-prononcée. Le cou entraîné par les premières vertèbres cervicales, qui participaient à la courbure supérieure, se déjetait à gauche. La tournure était mauvaise et affligeait considérablement la mère. Malgré un tempérament lymphatique prononcé, la santé de cette jeune fille n'était pas mauvaise.

Trois mois de traitement ont suffi pour obtenir une guérison complète ; j'ai eu il y a peu de jours l'occasion de la montrer à mon honorable confrère, Monsieur Giraud St-Rome, qui l'a trouvée irréprochable ; sa longue pratique de l'orthopédie donne à son opinion une valeur exceptionnelle.

3e Mademoiselle A. A., âgée de cinq ans, présentait, quand je l'observai au commencement de l'année dernière, une scoliose très-apparente, les courbures étaient à gauche en haut et à droite en bas ; cette enfant se tenait très-mal et prenait à chaque instant des attitudes qui désolaient sa mère. Cette scoliose avait été déterminée par une contraction congéniale du sterno-Mastoïdien gauche qui entraînait très-fortement la tête et produisait un torticolis des plus désagréables. Je traitai la scoliose par ma méthode, et en même temps j'employai des moyens particuliers pour combattre le torticolis.

Après quatre mois de traitement, la scoliose était complétement guérie , mais je n'avais pas beaucoup amélioré le torticolis. Convaincu que la section du sterno-mastoïdien , pouvait seule en amener la guérison , qui me paraissait du reste indispensable , pour empêcher la récidive de la scoliose ; je parvins, non sans peine, à y décider la famille. Je coupai le muscle par la méthode sous-cutanée , vers la fin du mois de mai de l'année dernière. Le succès a été complet et cet enfant est aujourd'hui dans un état parfait. Ce cas m'avait été adressé par mon honorable confrère le docteur Melchior Robert.

Pour éviter des répétitions continuelles , je vais maintenant abréger le plus possible. Dans des observations de ce genre, l'état de la déviation, qu'il est facile de préciser en peu de mots, et l'indication du résultat obtenu, suffisent généralement pour mettre le lecteur à même d'en apprécier la valeur pratique.

4e Mademoiselle M., âgée de treize ans, d'une constitution délicate , avait en 1855 , quand elle me fut présentée, une scoliose normale très-apparente. L'épaule droite beaucoup plus forte que la gauche attristait la mère qui m'avoua que depuis trois ans elle avait remarqué dans la taille de sa fille quelque chose qui n'était pas naturel. Trois mois de traitement ont suffi pour obtenir une guérison complète qui s'est toujours parfaitement maintenue. Cette jeune personne, qui a atteint aujourd'hui sa seizième année peut-être citée , pour l'élégance , et la perfection de sa taille.

5e Mademoiselle M. M., sœur de la précédente, âgée de dix ans me fut présentée à la même époque pour une scoliose semblable à celle de sa sœur ; cependant un peu moins grave. J'ai obtenu en deux mois une guérison complète.

6e Mademoiselle H.-J., âgée de 11 ans, grande et frêle, sans diathèse caractérisée, avait en 1854 une scoliose normale très-prononcée, mais d'une origine assez récente. Quatre mois de traitement ont amené une guérison complète. J'ai vu il y a peu de jours cette jeune fille dans l'état le plus satisfaisant.

7e Mademoiselle C., âgée de quinze ans, me fut présentée en 1856 par ses parents, qui avaient déjà employé plusieurs appareils pour remédier à ce qu'ils appelaient une très-mauvaise tournure ; je reconnus une scoliose normale bien caractérisée. L'épaule droite très-proéminente était ce qui produisait la mauvaise tournure. Je traitai cette jeune fille pendant trois mois, et quand je la revis, un an après, je trouvai la colonne vertébrale irréprochable.

8e Mademoiselle A., âgée de 14 ans, me fut présentée pour une scoliose déjà assez ancienne. La colonne vertébrale présentait trois courbures, à gauche en bas, à droite aux premières vertèbres dorsales, et à gauche en haut aux dernières dorsales. Après le traitement qui eut lieu en 1855, et qui dura trois mois, je perdis cette jeune fille de vue, ce ne fut que trois ans après, que je rencontrai son père, qui m'assura qu'elle ne laissait rien à désirer sous le rapport de sa taille et de sa santé.

9e Mademoiselle S., âgée de 12 ans, présentait une

scoliose caractérisée mais à son début, je ne remarquais ; aucune complication fâcheuse. Deux mois 1[2 me suffirent pour obtenir un résultat très-satisfaisant. Je n'ai vu cette jeune fille qu'une fois depuis son traitement qui avait eu lieu en 1857, elle était parfaitement bien.

10e Mademoiselle H. avait dix ans, quand elle me fut amenée, en 1854, pour une scoliose normale commençante. Les courbures étaient très-apparentes, et l'épaule droite proéminait beaucoup ; la mauvaise tournure de cet enfant préoccupait sa famille depuis deux ans. Je la traitai pendant deux mois et je ne l'ai revue que trois ans après ; ses parents ayant négligé de me la montrer, malgré la recommandation que je fais toujours de m'amener les enfants, de temps en temps, afin de pouvoir m'assurer de leur état ; je trouvai en la visitant, la colonne dans de bonnes conditions, mais manisfestant cependant une petite tendance à s'incliner à gauche en haut. La courbure existait à droite au moment du traitement. Cette remarque a une certaine valeur, en prouvant que la tendance que développe le traitement, pourrait, dans les cas peu graves, aller au delà du but si on ne savait pas s'arrêter à temps.

11e Mademoiselle R. avait onze ans en 1856, quand je la traitai pour une scoliose normale. On l'envoyait depuis trois ans à la gymnastique dans l'espoir d'améliorer son état. Je la traitai à différentes reprises l'espace de quatre mois environ ; cette jeune fille très-peu docile se prêta mal au traitement et me donna beaucoup de peine ; je parvins cependant à obtenir un résultat complet, qui se soutient toujours ; j'en ai acquis la certitude en l'examinant plusieurs fois depuis le traitement.

12e Mademoiselle R.-J., âgée de onze ans , scoliose normale commençante, constitution lymphathique, antécédents très-fâcheux dans la famille , etc. , fut traitée en 1857 pendant deux mois et 1{2 ; ce temps a suffi pour obtenir un redressement complet qui s'est parfaitement maintenu , je l'ai revue il y a peu de jours.

13e Mademoiselle T.-J., sœur de la précédente , me fut présentée au même moment pour une scoliose à peu près semblable. Le traitement a duré deux mois et le résultat a été aussi satisfaisant que celui obtenu chez sa sœur. En parlant des scolioses du second degré , je citerai une observation qui m'a été fournie par une troisième sœur.

14e Monsieur F.-T., jeune garçon , âgé de neuf ans , portait des traces non équivoques de rachitisme , ce qui ne me laissa aucun doute sur la nature d'une scoliose normale , assez peu grave en apparence , mais qui l'était beaucoup par sa nature rachitique, car dans ce cas il y a toujours des déformations dans les vertèbres.

Quatre mois de traitement ont amené une guérison satisfaisante , quoique moins parfaite que celles que j'ai déjà citées. Le résultat se maintient depuis trois ans.

15e Mademoiselle P., fut traitée il y a quinze mois pour une scoliose à son début, mais dont le diagnostic n'était douteux ni pour moi ni pour le médecin de la famille , dont les opinions sont garanties par une haute réputation justement méritée. Le traitement a duré trois mois et j'ai pu récemment constater que la guérison s'est maintenue en trouvant la colonne vertébrale dans un état irréprochable.

16e Mademoiselle R., âgée de neuf ans, fille de l'un de mes estimables confrères, qui se ferait au besoin un véritable plaisir de certifier le fait, fut traitée, l'année dernière pour une scoliose normale à son début ; deux mois ont suffi pour obtenir une parfaite guérison qui se maintiendra, j'en suis assuré.

17º Mademoiselle D., âgée de 14 ans, me fut adressée en 1857, pour une scoliose bien caractérisée ; un résultat complet a été obtenu par trois mois de traitement et il se maintient toujours parfaitement.

18e Mademoiselle F.-A. , âgée de neuf ans, me fut adressée en 1857 par mon estimable confrère le docteur Rey, pour une scoliose bien caractérisée, mais dont la courbure supérieure existait à gauche, au lieu d'être à droite, comme cela a lieu dans la plupart des cas. Trois mois de traitement ont amené une guérison complète. J'ai su que les parents reconnaissants, faisaient tous leurs efforts pour faire connaître, à d'autres familles, les avantages de ma méthode.

19e Mademoiselle F.-D., âgée de 10 ans. Scoliose normale bien prononcée, constitution délicate, qui laisse soupçonner un peu de rachitisme. Le résultat après trois mois de traitement a été aussi complet qu'on pouvait le souhaiter et la guérison se soutient parfaitement depuis deux ans.

20e La jeune. F.-C., âgée de six ans , avait déjà porté pendant dix-huit mois , un corset orthopédique pour une scoliose , dont les courbures existaient à gauche en haut , et à droite en bas. Cette scoliose était évidemment rachitique, car le sternum présentait des déformations bien caractérisées.

Trois mois de traitement ont amené un résultat parfait qui se soutient toujours depuis quatre ans ; ce cas m'avait aussi été adressé par mon honorable confrère et ami le docteur Richaud.

Scolioses du second degré.

21e Mademoiselle A.-A. , âgée de onze ans , me fut présentée en 1855, par mon honorable confrère Monsieur Alexandre Bernard , pour une scoliose grave et déjà ancienne , puisque cette jeune fille portait depuis plus de trois ans un corset orthopédique qui ne pouvait arrêter les progrès de la maladie. Les courbures étaient celles de la scoliose normale ; cependant celle d'en haut s'étendait jusqu'à la troisième vertèbre cervicale, l'épaule droite proéminait beaucoup , et laissait voir la difformité à travers les vêtements. Cinq mois environ de traitement à différentes reprises ont amené un redressement complet , qui se maintient depuis quatre ans, quoique la santé toujours très-délicate de cette jeune fille m'ait à différentes reprises donné quelques craintes de récidives. Les parents reconnaissants, m'ont donné l'autorisation de leur adresser les personnes qui désiraient des renseignements sur les résultats de ma méthode.

22e Mademoiselle E.-S., âgée de treize ans, d'une assez bonne constitution, avait déjà porté, lorsque je la vis, en 1855, un corset orthopédique, pour une scoliose normale, grave, dont la courbure inférieure était surtout très-prononcée, ce qui, vu l'ancienneté de la maladie pouvait donner la certitude qu'un certain nombre des vertèbres lombaires étaient déformées, la proéminence de l'épaule droite ne pouvait être masquée par les vêtements, ainsi que l'excavation du flanc, du même côté. Cinq mois de traitement ont amené un résultat excellent, puisqu'il n'est resté qu'une légère trace de la courbure lombaire, au point où les vertèbres étaient le plus déformées, et la guérison s'est parfaitement maintenue. Je devais ce cas à mon honorable confrère et ami le docteur Aubert, qui m'a souvent témoigné la satisfaction que ce résultat lui faisait éprouver. Cette jeune fille est aujourd'hui mariée.

23e Mademoiselle F.-H., âgée de treize ans, portait depuis deux ans un corset orthopédique, pour une scoliose normale grave ; six mois de traitement ont amené un résultat excellent, il ne restait plus qu'une légère trace de courbure au point correspondant aux premières vertèbres dorsales qui étaient déformées. Ce résultat se soutient bien depuis trois ans. Cette jeune fille est aujourd'hui très-grande et très-forte.

24e Le jeune E.-F., âgé de neuf ans, présentait quand je le vis en 1854, une scoliose normale très-forte et dont la nature rachitique était très-caractérisée. La courbure lombaire était surtout prononcée, et indiquait une déformation considérable des vertèbres, on remarquait aussi

3

dans cette région une ensellure très-forte, sa marche était
chancelante. Un corset orthopédique que ce jeune garçon
portait depuis trois ans ne paraissait pas devoir arrêter les
progrès du mal. Six mois de traitement à différentes reprises ont à peu près amené la disparition de tous ces désordres ; il ne reste plus aujourd'hui qu'une légère courbure
lombaire , que la déformation considérable des vertèbres
n'a pas permis de vaincre. Je devais ce cas à mon estimable
confrère et ami le docteur Richaud.

25° Mademoiselle G., âgée de treize ans, me fut présentée en 1856 pour une scoliose grave , que sa famille cher-
chait à combattre depuis trois ans par un corset orthopédique ; les premières vertèbres dorsales fortement courbées
à droite , étaient sérieusement déformées. Cinq mois de
traitement ont amené un état très-satisfaisant qui se maintient bien , il ne reste plus qu'une légère courbure, au point
de la plus grande déformation des vertèbres.

26° Mademoiselle B.-D. avait onze ans en 1857 , quand
je la traitai pour une scoliose normale , que je n'hésite
pas à classer dans le second degré, à cause de l'intensité
des courbures et des autres caractères ; cinq mois de traitement à trois reprises ont amené un excellent résultat que
j'aurais pu rendre parfait , en continuant le traitement
deux mois de plus.

27° Mademoiselle M.-J., âgée de treize ans, présentait
en 1857 une scoliose déjà ancienne , et dont la nature
rachitique ne pouvait être douteuse. Les premières vertèbres dorsales étaient le siége d'une courbure très-courte et

très-prononcée, ce qui était le signe certain d'une forte déformation. Cinq mois de traitement ont amené un ex-cellent résultat qui se maintient ; sa taille est bien prise , et très-gracieuse ; on remarque seulement à la colonne vertébrale sur l'étendue de trois vertèbres dorsales , une dépression due à la déformation.

28e Mademoiselle C.-S., âgée de onze ans , avait une scoliose normale bien caractérisée qui avait déjà été com-battue par un corset orthopédique , porté depuis un an ; les déformations ne pouvaient se dissimuler par les vête-ments. Six mois de traitement ont amené une guérison complète qui se soutient bien depuis deux ans.

29e Mademoiselle C.-G. , âgée de treize ans , avait une scoliose normale avec forte voussure des côtes à droite , en bas la courbure lombaire était très prononcée, et ne laissait pas de doute sur la déformation des vertèbres. Après six mois de traitement , il ne reste plus qu'une légère voussure presqu'imperceptible , due à la plus grande courbure des côtes , du côté droit , car la colonne est droite , au point correspondant , et en bas , une courbure insignifiante , due à la déformation des vertèbres. L'ensemble de la taille est très-harmonieux et la santé , qui était mauvaise, est excel-lente maintenant. Mon honorable confrère le docteur Trabuc, qui m'avait adressé cette jeune fille m'a manifesté sa satis-faction , en la voyant dans l'état où elle est en ce moment.

Scolioses du troisième degré.

Le troisième degré , qui comprend tous les cas trop graves pour être classés dans le second , en présente

nécessairement un certain nombre qui, par leur ancienneté
ou les profondes déformations du rachis, ne peuvent pas
être traités avec l'espoir d'obtenir une amélioration assez
considérable, pour qu'elle puisse être regardée comme une
guérison ; mais il est toujours très-important de ne pas
abandonner ces cas à eux-mêmes, car ils s'aggraveraient
infailliblement. Ma méthode me permet toujours de les
améliorer dans une assez forte proportion et de limiter les
progrès du mal, ce qui est d'une haute importance pour la
santé du sujet. M. Bouvier insiste fortement sur ce point.
Voici comment il s'explique en parlant du traitement
palliatif de la scoliose (*Leçons Cliniques*, page 515) : « La
« scoliose, devenue incurable par l'âge, le degré, l'ancien-
« neté de la courbure, ne doit pas être abandonnée à elle-
« même ; il faut encore s'opposer à ses progrès ultérieurs
« et remédier, s'il se peut, aux troubles fonctionnels
« qu'elle entraîne, il importe de prévenir la cyphose sénile
« qui peut s'ajouter à la scoliose. »

30e. Mademoiselle F. L. avait treize ans en 1854, quand
ses parents me la présentèrent pour examiner son état. Les
vertèbres dorsales présentaient alors une énorme courbure
qui faisait comparer à sa mère la gibosité qui en résultait
à un gigot de mouton. La courbure lombaire était relativement moins considérable. Cette scoliose datait déjà de sept
à huit ans, et les progrès n'avaient pu être arrêtés par un
corset orthopédique porté dès le principe. Après une année
environ de traitement, l'état de cette jeune fille s'est trouvé
tellement amélioré, qu'elle a pu, au moyen de légères
précautions de toilette, passer pour avoir une taille assez

bien faite. Le résultat s'est toujours maintenu depuis ; elle est, je crois, mariée. Ses parents m'ont toujours montré une grande reconnaissance.

31° Mademoiselle E. M. , âgée de seize ans ; au moment où je l'examinai , avait déjà suivi antérieurement un traitement othopédique complet , qui n'avait pas empêché la maladie de marcher, au point, que quand je la vis , elle était réellement difforme ; il s'agissait d'une scoliose normale arrivée à un haut degré de développement : huit mois de traitement ont suffi pour l'améliorer à un point tel , qu'elle passe aujourd'hui pour avoir une jolie taille. Je dois dire que ce résultat, si heureux et si rapide , est dû en grande partie à l'empressement que cette jeune fille a mis à seconder mon traitement par tous les moyens possibles.

32° Mademoiselle B. , âgée de quinze ans , en 1855 , avait déjà subi , quand on me la présenta , plusieurs traitements orthopédiques qui n'avaient pu arrêter les progrès considérables qu'avait fait une scoliose normale qui datait au moins de huit ou neuf ans. La proéminence de l'épaule droite ne pouvait être dissimulée par aucune précaution. Une année de traitement , à différentes reprises , a amené un état que je considère comme des plus satisfaisants , puisque aujourd'hui , sans prendre aucune précaution, sa taille est celle de plusieurs femmes qui , sans avoir une symétrie parfaite, ne sont pas considérées comme difformes.

33° Je cite cette dernière observation, dont le résultat ne peut pas être considéré comme une guérison , dans le but

seulement de montrer ce que l'on peut espérer de ma méthode, dans le cas d'une extrême gravité.

Mademoiselle E. P., âgée de dix-sept ans, atteinte d'une
scoliose rachitique dès son enfance, présentait, quand je
l'observai, une courbure à gauche très-courte et très-
prononcée, formée par les premières vertèbres lombaires,
et une seconde courbure à droite, d'une intensité et d'une
étendue énorme, formée par les dernières vertèbres lombaires et presque toutes les dorsales. Tous les autres désordres qui accompagnent ordinairement les scolioses
graves, étaient en rapport avec l'intensité des courbures.
Après un an de traitement, les courbures avaient considérablement diminué ; les épaules étaient devenues égales
en hauteur ; et ce qui restait de la saillie, pouvait se
dissimuler assez facilement. Enfin, cette jeune fille, à
l'aide de quelques précautions, peut aujourd'hui rendre sa
taille passable.

Si on considère l'ancienneté de la maladie, la nature et
l'âge du sujet, ce résultat obtenu sans aucun moyen
mécanique, doit être considéré comme ayant beaucoup
d'importance.

RÉSULTATS QUE PEUT PRODUIRE MA MÉTHODE.

D'après les faits que je viens d'exposer et un grand
nombre d'autres que je n'ai pas mentionnés, je crois pouvoir préciser de la manière suivante les résultats que ma
méthode permet d'obtenir dans les différents degrés de la
scoliose.

La scoliose du premier degré, tel que le définit M.
Bouvier, peut toujours être guérie d'une manière complète, dans l'espace de deux à six mois, sans crainte de
récidive.

La scoliose du second degré peut toujours être guérie
dans l'espace de six mois à un an, d'une manière complète,
si les vertèbres ne sont pas déformées, et si cette déformation a lieu, en ne laissant seulement que de très-légères
courbures qui ne peuvent pas nuire à l'enfant.

La scoliose du troisième degré, par un traitement d'un
an à dix-huit mois peut, dans les cas les moins graves,
éprouver une amélioration qui équivaut presque à une guérison, et dans les cas très-graves une amélioration considérable qui contribue puissamment à rétablir la santé, et
limite toujours les progrès de la maladie.

Ces résultats sont bien supérieurs à ceux que l'on a obtenus jusqu'ici. La comparaison que j'en ferai à l'article
suivant, avec ceux que procurent les moyens ordinaires,
ne laissera, j'en suis assuré, aucun doute à ce sujet. Cependant, leur examen attentif suscite quelques réflexions très-
importantes qui vont m'arrêter quelques instants.
S'il est possible de guérir facilement les scolioses du premier degré, d'obtenir, avec plus de peine et de temps,
d'excellents résultats dans celles du second, il est malheureusement bien difficile d'obtenir, dans beaucoup de cas de
celles du troisième des résultats assez parfaits, pour qu'on
puisse les considérer autrement que comme des guérisons
relatives ; il faut à ce degré, pour mesurer l'importance du

service rendu à l'enfant, se représenter ce qu'il était avant le traitement, et ce qu'il serait devenu si on l'eût laissé abandonné à lui-même; la différence qui existe entre ces différents points est quelquefois immense, quoique l'état actuel de l'enfant laisse encore beaucoup à désirer.

Mais malheureusement, on est généralement peu disposé à entrer dans toutes ces considérations, et les résultats qui ont coûté le plus de peines et de soins aux médecins ortho-pédistes, sont souvent ceux qui leur procurent le moins de reconnaissance de la part des familles qui, dans ces cas, ayant trop attendu pour soumettre leurs enfants à un traitement rationnel, ont permis à la déformation des vertèbres et des côtes de faire des progrès tels, qu'aucun moyen ne peut plus les ramener à leur état naturel.

C'est en effet cette déformation qui, dans les cas très-graves, apporte un obstacle invincible à un redressement complet, et que je voudrais voir redouter à mes confrères; autant que je la redoute moi-même, afin qu'ils ne négligent jamais de signaler aux familles les dangers d'une temporisation trop prolongée.

Je sais bien que plusieurs personnes sont retenues, par la connaissance qu'elles ont de certains cas où la déviation est restée stationnaire, en conservant des proportions assez peu importantes, pour qu'on n'ait pas cru devoir s'en préoccuper sérieusement; mais ces cas sont extrêmement rares, et la règle générale est que la maladie, une fois commencée, marche constamment avec une rapidité, à la vérité très-variable, mais qui ne s'arrête pas avant d'avoir produit de graves désordres et préparé pour l'avenir de grandes peines aux enfants et à leurs familles. La prudence exige donc qu'on ne temporise jamais!

La déformation osseuse n'est pas primitive dans la scoliose, si ce n'est dans quelques cas causés par le rachitisme. Elle se développe habituellement à la suite des courbures dont je ne chercherai pas ici à déterminer les différentes causes, ce qui serait du reste peu important au point de vue purement pratique. Je pense qu'elle est due à l'inégalité de pression qui se produit sur le corps des vertèbres des le commencement des courbures, et qu'une fois développée, elle va toujours en s'agravant, à peu près dans la même proportion qu'elles.

On est certain de rencontrer dans les scolioses, un peu anciennes, et arrivées à un certain degré de gravité, deux éléments très-distincts ; le premier dû aux changements de rapports des vertèbres, au relâchement des ligaments, ou à un défaut d'équilibre dans les forces musculaires produit par quelques troubles de l'innervation ou l'ancienneté de la maladie, et le second provenant de la déformation osseuse.

Le premier de ces éléments cède toujours avec une grande facilité par ma méthode, c'est ce qui me permet d'obtenir des résultats si complets et si rapides dans les scolioses du premier degré. Rien de ce qui n'est pas déformation ou altération dans les formes et dimensions naturelles, ne peut résister à la torsion de l'épine, et autres effets que mes mouvements produisent sur le tronc.

La déformation osseuse, quand elle n'est que faiblement développée, disparaît aussi sous l'influence du retablissement des rapports naturels des vertèbres, et surtout, par le développement de la force, qui, luttant contre la tendance vicieuse, qui avait produit la déviation, finit par la vaincre et amener le redressement. L'inégalité de pression que j'ai signalée, comme étant la cause de la déformation n'existant plus alors ; l'état normal peut se rétablir.

Dans les cas au contraire où la déformation est considérable, il est évident qu'elle ne peut être entièrement détruite. On ne peut plus, dans ces cas, espérer du traitement, et du temps, qu'une amélioration, qui doit cependant être considérée comme un grand avantage, si l'on considère que l'état du sujet livré à lui-même tend toujours à s'agraver.

Dans les cas graves, la déformation osseuse n'empêche cependant pas toujours d'obtenir des résultats très-satisfaisants, quoiqu'il ne soit pas possible de la modifier dans une très-forte proportion. La tendance que développe le traitement est souvent si prononcée, surtout quand l'enfant s'y prête beaucoup, qu'il lui est possible de prendre une attitude si convenable qu'une personne qui ne l'a pas examiné attentivement, ne peut pas supposer les désordres qui existent, dans certaines parties de la colonne vertébrale.

COMPARAISON DES RÉSULTATS DE MA MÉTHODE, AVEC CEUX DE L'ANCIENNE.

Je vais maintenant comparer les résultats que je puis obtenir, avec ceux que produisent les moyens ordinaires, sous le rapport de la durée du traitement, de la perfection des guérisons, des moyens employés, et des chances de récidive.

La durée du traitement est beaucoup plus longue par
les moyens ordinaires, que par ma méthode; jamais ils
n'ont pu produire des résultats aussi prompts que ceux que
j'ai mentionnés dans les observations que j'ai rapportées ;
la différence est si considérable, que je ne crains pas d'a-
vancer, que la moyenne du temps exigé par mon traitement
ne dépasse pas le tiers de celui qu'on est obligé d'employer
par les moyens ordinaires.

La perfection des guérisons présente aussi une différence bien remarquable ; il me suffira, pour le prouver, de
rappeler les aveux si clairs et si loyaux que fait M. Bouvier, et que j'ai cités au commencement de ce mémoire ;
il convient, en effet, qu'avec les moyens qu'il emploie, il
n'est jamais possible de ramener à un état parfait, les scolioses les plus légères, tandis que j'ai prouvé par des faits
nombreux, que j'obtiens une guérison complète dans toutes
celles du premier degré, et très souvent dans celles du
second.

La nature des moyens employés présente un contraste
encore plus frappant ; on peut, pour s'en faire une idée
exacte, se figurer un enfant traité par ma méthode, soumis
seulement chaque jour, pendant ving à vingt-cinq minutes,
à des excercices qu'il considère souvent comme un jeu, et
qui ensuite est entièrement libre, et couche la nuit dans un
bon lit, où il est en toute liberté. Ou bien ce même enfant,
soumis le jour, pendant l'intervalle que lui laissent plusieurs
excercices gymnastiques, à un corset orthopédique, qui
gêne tous ses mouvements, quelquefois même le blesse ou
l'humilie, et couchant ensuite sur un lit à extension et
contre-extension forcées où il est attaché par la tête tiré

par la ceinture et comprimé sur toutes les parties saillantes de ses difformités.

Le danger des récidives a été signalé par tous les auteurs qui ont écrit sur la scoliose ; ils ont conseillé, pour l'éviter, un traitement prophylactique, qui consiste le plus habituellement dans un corset orthopédique que l'enfant doit souvent porter jusqu'à la fin de sa croissance, inconvénient grave, surtout pour les jeunes filles qui tiennent tant à dissimuler leur état.

Par ma méthode, au contraire, la crainte des récidives est presque nulle, et tout mon traitement prophylactique consiste dans la recommandation que je fais aux parents de me présenter les enfants, pendant les premières années qui suivent le traitement, à des intervalles de cinq à six mois. Si je remarque, ce qui arrive rarement, quelques signes inquiétants, sept à huit séances suffisent toujours pour les dissiper.

On peut jusqu'à un certain point, expliquer d'où provient cette différence des chances de récidive, en considérant que, par la méthode ordinaire, les résultats sont toujours dus à des tractions ou à des pressions qui ne peuvent modifier la tendance qui a déterminé la déviation, qu'à l'aide d'un temps considérable. Tandis que les exercices que je fais exécuter aux enfants, ayant invariablement pour but de produire, dans la colonne vertébrale, une torsion inverse de celle qui est vicieuse, il doit en résulter assez rapidement une force musculaire qui entraîne les différentes parties du tronc dans un sens inverse de celui qui est vicieux ; cela est si vrai qu'il m'est arrivé souvent de trouver les enfants six mois ou un an après le traitement, mieux que quand je les avais quittés.

Cette force, ou tendance, capable de maintenir les résultats du traitement, a toujours été vivement désirée par les orthopédistes. L'un deux, le docteur Dépiéris, a émis à ce sujet, il y a quelques années, une idée qui me paraît si juste, que je ne puis résister au désir de la rapporter ici. « Allonger, dit-il, à l'aide d'appareils convenables, une « colonne épinière déviée, ne doit pas être regardé comme « un résultat en orthopédie ; c'est à peine le premier pas « du traitement; la difficulté est de créer dans l'individu, « une force naturelle, et neuve, de solidité, ou d'équili- « bre qui, les moyens artificiels étant supprimés, main- « tienne dans leur état normal, les parties que la maladie « en avait éloignées. » C'est évidemment de l'absence de cette force, que les moyens mécaniques ne peuvent créer, que proviennent toutes les chances de récidive, tandis que son développement par ma méthode, les rend presque nulles. La grande importance de ce fait n'échappera pas, j'en suis convaincu, aux médecins qui liront cet article.

CONSIDÉRATIONS GÉNÉRALES.

Afin de rendre plus clairs et plus précis les détails que j'ai donnés sur ma méthode, je n'ai, dans tout le cours de ce mémoire, parlé que du traitement orthopédique pro- prement dit, il est bien loin cependant de devoir fixer à lui seul l'attention des médecins ; car, la bonne santé des enfants est nécessaire pour obtenir des succès rapides et complets. Plusieurs, quand ils sont présentés, se trouvent

encore sous l'influence d'une diathèse rachitique ou scro-
fuleuse, et beaucoup de jeunes filles scoliotiques, éprou-
vent de graves accidents au moment de la puberté. Il arrive
même très-souvent, à cette époque, que leurs difformités
s'accroissent considérablement, et un grand nombre ne
peuvent traverser cette crise qu'avec les plus grandes
difficultés.

J'ai donc cherché à réunir autour de moi tout ce qui est
utile pour arriver à modifier rapidement la constitution
maladive de la plupart des enfants. Je retire principalement
un grand avantage des bains d'air comprimé, dont les
effets sont souvent des plus remarquables dans les cas de
rachitisme, de scrofule, d'anémie, de chlorose et dans ceux
si nombreux où il y a de la suffocation et d'autres accidents
du côté des organes respiratoires.

En choisissant Marseille pour y créer mon établissement,
j'ai eu en vue, en-dehors des avantages que procure une
grande ville, un moyen de succès réel et de grande importance, surtout pour les enfants qui habitent l'intérieur
de la France. C'est le climat et la mer dont on n'avait
pas encore tiré parti pour les institutions orthopédiques.
L'utilité de ces deux puissants agents pour aider à modifier
la constitution des enfants, est trop généralement connue,
pour qu'il ne suffise pas de les signaler pour faire comprendre la supériorité qu'une semblable situation doit
donner à mon établissement sur ceux qui, placés loin de
la mer ont, en outre, l'inconvénient d'un climat froid et
humide, si contraire à la plupart des enfants qui réclament
des *traitements orthopédiques.*

CONCLUSION.

L'avenir, qui prononce en dernier ressort sur la valeur de toutes les prétentions, établira l'importance réelle de ma méthode. S'il décide qu'il y a eu quelque exagération dans les espérances que j'en ai conçues, je trouverai mon excuse dans la conviction profonde qui a dicté toutes les opinions que j'ai avancées dans le cours de ce mémoire, et dont je vais donner une rapide analyse sous forme de propositions.

Les moyens employés jusqu'ici pour amener le redressement des courbures latérales de la colonne vertébrale n'ont pu, par un traitement long et généralement pénible pour les enfants, produire que des résultats incomplets et très-peu stables, même dans les cas où la maladie n'avait pas une grande gravité.

Les moyens mécaniques portatifs ou corsets orthopédiques ne produisant pas par le soulèvement des épaules une action assez puissante pour redresser suffisamment l'épine, et ne pouvant trouver sur le tronc des points d'appui susceptibles de recevoir, sans de graves inconvénients, des pressions assez fortes pour faire équilibre à celles qu'il convient d'exercer sur les parties saillantes, ne peuvent avoir de valeur que comme moyens préservatifs ou auxiliaires des autres agents empolyés.

Les moyens mécaniques fixes exigeant beaucoup de résignation de la part des enfants, des soins minutieux et un temps considérable pour arriver à quelques résultats que l'on ne peut maintenir qu'avec de grandes précautions, doivent être considérées comme présentant des inconvénients très-sérieux.

La myotomie rachidienne nécessitant plusieurs incisions sous-cutanées et l'emploi prolongé d'appareils compliqués, effraye généralement les familles ; et laisse en outre des doutes très-sérieux sur son utilité, qui l'ont fait abandonner par la plupart des médecins qui l'avaient adoptée.

La gymnastique, proprement dite, n'a de valeur que comme moyen hygiénique ou auxiliaire des autres agents employés ; elle ne peut que bien rarement arrêter à elle seule la marche de la maladie, même dans les scolioses les plus légères.

La gymnastique suédoise, par son action spéciale sur les muscles antagonistes de ceux que l'on suppose trop développés peut quelquefois produire des résultats d'une certaine valeur, mais beaucoup trop exceptionnels pour qu'on puisse l'adopter comme méthode régulière de traitement.

La torsion de l'épine accompagnant toujours les courbures latérales qui ne peuvent exister sans elle ; une action musculaire, capable de produire une torsion inverse de celle qui est vicieuse, est le moyen de traitement le plus rationnel qui ait été employé jusqu'ici, et celui que la pratique m'a démontré être le plus efficace et le moins pénible pour les enfants.

Les résultats de ma méthode sont bien supérieurs à tous ceux que l'on a obtenus, jusqu'ici, sous le rapport de la durée du traitement, de la perfection des guérisons, des moyens employés et des chances de récidives.

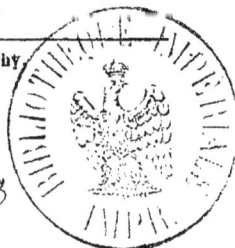

Marseille. Typ. et Lith Barlatier-Feissat et Demonchy.

www.ingramcontent.com/pod-product-compliance
Lightning Source LLC
Chambersburg PA
CBHW071411200326
41520CB00014B/3395